U0074403

食物常識

目次

食物常識

第一章　緒論

吾人之有食物，猶蒸氣機關之有燃料也。蒸氣機關非得燃料之動力不能運轉，猶吾人非得食物之補養不能生存也。吾人對於食物有種種利用，卽消化之吸收之以榮養各臟器；而一方面食物在體內分解生熱，以保持體溫，因此吾人四肢五官機能得以活動；缺乏食物時，機能決不能活潑運動也。然人及動物，於一定期間內，雖不與以食物，尚能生存，似食物不如空氣之必要。殊不知吾人日常攝取食物，常有餘裕之蛋白、脂肪等積蓄體中，故一旦食物缺乏，此等之物可以補充之，爲身體之動力，故吾人暫時雖無外來食物之供給，而內部積蓄之榮養物尚可暫時維持生活也。由此觀之，食物如空氣不可或缺也。

第二章　食物消化之順序

食物消化第一徑路爲口腔，齒牙之咀嚼、使食物變爲細嫩，經食道入胃腸。食物在胃腸之易於吸收與否，與咀嚼程度大有關係。故齒牙之不完全者，消化必不能十分達其效果，是以保護齒牙之健全極爲必要。口中有唾腺，卽腮腺，舌下腺，頷下腺是也。咀嚼當時，此腺分泌唾液，混食物中，使成粥狀，易於嚥下，且可助其消化，因唾液中含有一種消化素也。慢性胃腸病者，對於食物咀嚼尤當注意。茲將美人福列差(Fletcher)氏咀嚼法略述之，以供參考。氏素患胃腸症，致身體衰弱，醫藥無效，其後繙閱衛生書籍，知咀嚼之必要，乃勵行之，不久卽覺疾病若失，身體日健。其法如次：

（1）非實覺腹餓，不食。

（2）食物細嚼之，使成液體，然後嚥下，大概每碗飯至少須十分鐘。

（3）注意集於口中咀嚼之，則唾液及胃液之分泌多。

（4）食物不可滿腹，至八九分爲止。

此法極平常，如行之有常則胃腸健全疾病不生，行之二三星期，卽有效驗，其效果如左：

（1）食物在腹內不致腐敗，便無惡臭及結祕之患。

（2）可以省胃腸之過勞。

（3）食物完全利用，少渣滓，且其所生之熱量，較普通爲高。

（4）胃腸淸潔，精神愉快，疾病不侵。

食物由口腔，經咽腔達於食管，食管爲一長管，通於胃，其間有一關門、名爲賁門，爲強勁之肌肉組成，故入胃中之食物，不易反出。兒童此種肌肉尙未發達，故容易嘔吐。

胃爲帶矩形之袋，內面具有分泌胃液之腺，及吸收胃中製成物質之裝量。食物至胃時，胃中起一種運動，卽食物由上方送於下方，使之與胃液混合，數時間後，經幽門（胃腸間之關門）送之於腸，幽門又有強勁之肌肉爲之守衞，故食物非經十分消化者，不易入腸。

腸有大腸與小腸之別，與胃相接者爲小腸，小腸可分爲四部分。卽接續胃者爲十二指腸，次爲空腸及迴腸，占小腸之大部分，其次爲盲腸，狀如短袋，食物易於積滯其中。小腸上部卽十二指腸部分，有膽汁（由肝臟來）及膵液（由胰腺來），爲消化食物不可缺者，且腸之內面有腸液之分泌，亦所以助消化也。續於小腸者爲大腸，可分爲五部分，卽昇結腸，橫結腸，降結腸，乙字狀部及直腸是也。直腸之終點爲肛門，大腸較小腸大而其長不過一公尺，雖有分泌黏液之腺，而無消化之作用，然有吸收液體之裝量，榮養物之一部由大腸吸收。

吾人所攝取食物，如水、鹽類、脂肪、蛋白及含水碳素等，其中或有在消化器內直接吸收者、或有受變化後而吸收者，略述之如左：

（1）澱粉之變化　澱粉爲碳水化物之一種，（碳水化物之代表的物質爲糖類、澱粉、及纖維素）不能由消化器直接吸收，其吸收徑路如下，澱粉在口中時，與唾液混合，液中所含之唾液素(Ptyalin)與澱粉混合，使之變化，卽先變爲糊精（Dextrin），而後變爲麥芽糖及葡萄糖是也，此二者由胃腸吸收，爲身體之榮養分。初生兒唾液之量多缺乏，半年後始有唾液素發生，故初生兒對於澱粉質食物，無消化力，不可哺之。

（2）蛋白質之變化　蛋白質在口中不能消化，入胃後受胃酸（鹽酸）及胃液素（Pepsin）之作用，變爲 Peptone 溶液。更輸送於腸內受膵蛋白酵素之作用而完全消化矣。

（3）小腸之吸收　食物至小腸時，腸內分泌三種消化液，卽膵液、膽汁及腸液是也。食物又經其消化作用，然後完全吸收。例如中性脂肪由膵脂肪酵素之作用，變爲甘油與脂肪酸，而由腸壁吸收。未受唾液變化之澱粉，至小腸時，受膵澱粉酵素之作用，變爲麥芽糖等。又蛋白質受胃液之作用，變爲 Peptone，更受膵蛋白酵素之作用，變爲滷基酸（amine acid），使之易於吸收。腸中之膽汁，此外尙有重要作用，卽抑制腸內物質之異常分解是也。小兒大便之帶黃色者有普通之便臭，而帶白色者則有一種不快之臭味。蓋此因膽汁分泌不足，腸內起異常分解故也。

（4）大腸之吸收　小腸內易於吸收之物質，大概由其吸收，尙有殘餘及不消化者，移之於大腸。大腸亦有酵素，然極微弱，此種物質長時間滯留於大腸內，能吸收之養分皆完全吸收，水分亦被吸收，故渣滓硬化，變爲糞便而排泄之。大腸內細菌極多，消化不良或膽汁分泌不足時，起異常分解，便帶惡臭。

（5）養分之用途　消化器內經消化液分解，易於吸收之養分，通過胃壁及腸壁，入乳糜管及微血管內，與血液同循環於各組織，補充缺損細胞；或酸化生熱為身體之動力；倘有餘裕者，則貯藏體內，使身體肥滿。

第三章　消化不良之原因

普通消化器健全，食物適宜，則食物依以上所述順序消化吸收；然消化器內稍有障礙或食物不適，則起消化不良。其直接及間接原因分別述之如左：

（1）口腔疾患　齲齒或口腔有病，則食物不能十分咀嚼，故不能完全受消化液之作用，大部分成渣滓排泄於外。大便之成塊狀者為消化不良之徵候。至於齲齒之預防法，卽朝起時，就眠時，及每食後必用牙刷及牙膏擦齒，且齒內起腐敗醱酵作用多在夜間，故就眠時之擦齒較早起時更為必要。

（2）胃之疾患　胃發生障礙，則胃液分泌量減少，致食物消化不良；尤其蛋白質之消化全賴於胃液，胃有疾患則蛋白消化全部停頓。又胃擴張時，食物久滯胃中，起異常分解，亦害消化。

（3）肝臟胰腺及腸之疾患　患肝臟及胰腺疾患時，消化上所必要之膽汁及胰液均見減少，食物（尤其脂肪澱粉）消化不良；又小腸上部有疾患時，二液之輸出管被其閉塞，不能流出，與不能分泌者結果相同。又腸疾病時，消化液之分泌不良，食物起異常分解，不能消化，且蠕動強，食物迅速通過腸管，故攝收分量減少。

（4）熱病及其他疾病　熱病時消化液分泌減少，致消化不良。又貧血時，血液起變化，消化液之分泌減少亦害消化。要之，身體一部分有疾病時，大概皆起消化不良症候，又寄生蟲（例如條蟲、蛔蟲之寄生）病時，腸受刺戟洩瀉，妨害食物消化。又運動不足，亦為消化不良之原因，不可不注意。

（5）不適宜之食物　由食物不宜，起消化不良者頗多。食物之粗硬者，消化液不能浸入，且粗大食片，刺戟胃腸黏膜，起胃腸加答兒；又食物之量過多，則因停滯而起異常分解，此時所生有害之物質，易起腸胃疾患，食物有腐敗之傾向者，其生產物刺戟亦生同樣結果；又身體中細菌侵入繁殖時，亦起消化不良症候。

第四章　榮養素

吾人食物中，含有種種原素，例如水、鹽類、蛋白、碳水化物、脂肪及活力素（Vitamin）等。然依食物之種類，其含量不同。

（1）水　爲吾人生活之要素，不可或缺也。蓋水有排除體內老廢物之作用，如尿、汗等全賴水之力，輸出體外。又肺及皮膚發散蒸氣，以調節體溫。

（2）鹽類　吾人必要之鹽類，卽鐵、鈣、鎂、鈉等與炭酸、燐酸、氯等化合所成之鹽類也。此種鹽類爲骨骼肌肉血液及消化液等之成分，其分量常有一定之比例，例如鈣之量不足，則骨骼發育不完全，兒童之佝僂病，卽是此故。

（3）蛋白　蛋白質爲榮養上之要素，脂肪及碳水化物等雖無供給，尚可維持生活；獨蛋白必不可缺，因吾人身體內臟皆含有蛋白成分，故缺乏蛋白則無以補充之也。脂肪及碳水化物之供給量豐富，則蛋白可減至一定量，若全部缺乏，則絕對不能維持生活也。吾人日常食物中，大概皆含有蛋白，尤其鷄卵、肉類、乳汁等動物性食物中多含有之，穀類、蔬菜等植物性食物之中，蛋白較少，然豆類則頗多。

（4）碳水化物　碳水化物爲碳氫氧之化合物，屬於此類者，爲葡萄糖、蔗糖等糖類及澱粉質。此種之物多存於植物性食物中。

（5）脂肪　此亦由氧碳氫三元素合成，其中或爲液體，或爲固體，多存於動物性食物中。

以上所述之蛋白、脂肪及碳水化物，爲體內各器官之成分外，尚有重大作用，即在體內分解生熱，以保體溫，一部爲肌肉運動之動力。此種之物除以上之消費外，尚有餘裕者，則蓄積身體內，使肌肉及皮下脂肪增多，但脂肪與蛋白雖多量貯蓄體中，而碳水化物之蓄積則極少。所以然者，因各物質分解程度有難易，碳水化物被消化器吸收後入身體各組織中，較蛋白脂肪易於分解也。

（6）活力素　活力素（Vitamin）為近來新發見之榮養素，已闡明者有五種：

（I）甲種活力素（Vitamin A）或稱溶油性活力素，多存在於魚肝油、卵黃、牛酪、牛乳等動物性脂肪之中，為榮養上不可缺之物，缺乏此種物質，則起佝僂病榮養不良及眼病等。其性質易溶解於油脂而不溶解於水，對於熱之抵抗頗強，惟在空氣中強熱之則易於酸化而消失耳；對於酸之抵抗弱，然對於鹼性之抵抗甚強。曝於日光則變化而失其效用矣。據英國食料會議報告，食品中甲種活力素含量之順序如左：

牛酪——魚肝油——羊油——牛油——羊腎及心肌——魚肉——牛乳——鷄卵——小麥、米、玉蜀黍——捲心菜——菠薐菜——胡蘿蔔等。

以上比較的皆含有多量之甲種活力素，尤以牛酪及魚肝油最多，魚肝油對於肺病及體弱者，皆有特效，即是故也。

（II）乙種活力素（Vitamin B）或稱水溶性活力素，米之胚芽、糠及豆類中最多，但白米則無，故常食白米之人，多起脚氣病，蓋缺乏乙種活力素故也。性頗耐熱，通常煮沸至百度不至破壞；對於酸之抵抗強，然對於鹼性之抵抗弱，此點與甲種活力素完全反對。

乙種活力素，凡一切新鮮之植物性食品皆含之。例如米之胚芽、糠、麥類及豆類等最多，菠菜、胡蘿蔔、蕪菁、豌豆及橙類、葡萄次之，其含於動物性食品中者，爲牛乳、鷄卵、及肝臟、腎臟、腦髓等。

近來醫療上多利用乙種活力素以治脚氣，效果極佳，故預防脚氣病，當常食富有乙種活力素之物質者，日常用米太純潔，則米糠被之除盡，殊不合衞生也。

（III）丙種活力素（Vitamin C）多存於新鮮果實之液汁中，但加熱則失其效力，缺乏之時則起壞血病，卽口中齒齦出血，及其他血液腐敗疾病是也。小兒食乳粉或煉乳時多罹此病，因經煑沸製煉，丙種活力素失其效力也，此時速哺之新鮮果汁，其病卽愈，故乳母宜常食野菜及果實，以預防小兒之壞血病，至丙種活力素之含有食品大概如左：

新鮮之果實、野菜中多含有之，尤以捲心菜、蘿蔔、蕪菁、檸檬、橘等最多，動物性食品中如牛乳、鷄卵及肝臟等亦含有之，但極少量耳。

（IV）丁種活力素（Vitamin D）有抵抗佝僂病之作用，常與甲種活力素同時存在。Ergosterin於一定時間內受紫外光線之照射，則生丁種活力素。肝油、牛乳、鷄卵等動物性脂肪及橄欖油等植物性油類均有之。然蕈類酵母等含量較多。

佝僂病爲小兒骨發育不良之病，卽骨及軟骨內缺乏鈣及燐質，故小兒雖達相當之年齡尙不能步行也。此病以丁種活力素與之，數星期內可以全治。

（V）戊種活力素（Vitamin E）或稱生殖性活力素，因缺乏此活力素則不能生殖也。小麥芽油最多，穀類之胚芽及青菜亦有之。一般植物性油多含戊種活力素，然動物性油則多含甲種及丁種活力素。多用動物性脂肪之資產階級產兒少，然用植物性脂肪之無產階級產兒多者，殆亦基於此理乎？

此種活力素對於熱、酸及鹼性之抵抗力甚強。試以缺乏戊種活力素之物飼鼠，則陷於不姙症，然多與之亦不至過度姙娠云。

食品中活力素含量之比較：

食品名	A	B	C	D	E
脂肪類					
牛酪	+++	○	○	+	+
魚肝油	+++		○		○
牛脂	++	○	○		
豚脂	○	○	○		
魚脂	+++	○	○	○	
花生油	+	○	○		
菜油	++	○	○		
大豆油	+	○	○		
肉類					
牛肉	+	+	+		

羊肉	十	十	十	
豚肉				
肉汁	一	一	一	
肝臟	十十	十十	十	十
腦脊髓		十十		十
心臟	十十	十十		十
腎臟	十十	十十		十
膵臟		十十		
醃肉	○	○	○	
鰻魚	十十十			
鱈魚	十十	十		
魚肉		十		

魚肝臟	+++			
鮭魚	++			
罐頭肉	+	−	−	
卵（鷄鴨）	++	++	+	+
蔬菜類				
菠薐菜	++	+	+++	
捲心菜	++	+	+++	
蘿蔔		+	+++	
馬鈴薯		++	+	
番柿	++	+++	+++	
南瓜	++			
甘藷	++	++		

食物				
蕪菁	+	+++		
洋葱		++	++	
穀菽類				
白米	○	○	○	
米之胚芽	++	+++	○	
糠	○	+++	○	
小麥	+	++	○	
大麥	+	+++	○	○
燕麥	○	+	○	○
白麵包	○	+	○	○
玉蜀黍	+	+	○	
大豆	+	++	○	

食物				
豌豆	++	++	+	+
扁豆	++	○	○	
蠶豆	○	+++		
荳芽	+	++	+++	
豆腐	○	+		
醬油	○	?		
果實類				
香蕉	+	+	+	
林檎	+	+	+	
橘類	○	++	+++	
檸檬	○	++	+++	
梨	○	+	○	

葡萄	○	十	十	○
李	○	十	?	
胡桃		十十		
落花生	十	十十		
栗	十	十十		
椰子	十	十十	○	十
柿	○	○	十	
桃	○	○	十十	
梅實	○	十		
莓	○		十十十	
波羅	十十	十十	十十十	
杏仁	十	十十		

珈琲	++	+++		
檬果			+	
乳製品				
生牛乳	+++	++	++	++
牛酪	++++			
乳漿	+	++	+	
乾酪	++			
乳酪	+++	++	+	
煉乳	+++	++	+?	+
乳粉	+++	++	+?	

總而言之，甲種活力素爲生長發育之要素，乏缺時發生佝僂病，榮養不良及乾性眼炎；乙種活力素缺乏之時，發生脚氣及神經炎；丙種活力素缺乏之時，發生壞血病；丁種活力素缺乏之時，發生佝僂病；

戊種活力素缺乏之時，發生不姙症。吾人於日常食品中如能注意選擇，可以預防之，且烹飪法亦有關係，凡食品長時間置高温下煑之，則活力素失其效力矣。

第五章　吾人每日所需榮養素之量

就榮養上觀之，水與鹽類殆無價置，必要者爲蛋白、脂肪、及碳水化物也。此三者之量如何配比最爲適宜，頗難一定，僅依年齡體質職業氣候而異其標準也。斐脫（Voit）氏所定標準如下，卽中等勞動之壯年者日須蛋白百十八瓦，脂肪五十六瓦，碳水化物五百瓦是也；其總熱量爲三〇五五卡(Carotie)。然依各種條件可增減之，例如胃腸衰弱者，不可多食脂肪性物品，糖尿患者，不可多食澱粉質食物是也。

第六章　食物之注意

（1）動物性食物及植物性食物　吾人日常食物多取自動物界及植物界。動物性之食品，例如肉類、魚介、卵乳之類。植物性食品例如穀類、野菜、果實之類。此等食物，皆含有各種榮養素，故無論其爲動物或爲植物，其消化吸收後之作用則相同，故肉食菜食均可以維持生活。就其成分言之，動物性食物多含蛋白脂肪，而少碳水化物；植物性食物則多含碳水化物，而少蛋白脂肪，且動物性蛋白較植物性蛋白，易於吸收。

（2）混食之必要　混食卽動物性食品與植物性食品混合攝取之謂也。蛋白、脂肪及碳水化物三者在一定程度以內可以互相代用，以維持生命，然欲保持健康狀態，仍以三者混食爲宜。因一種食物而含有適量之養素者甚少，例如肉類多含蛋白，脂肪，而少碳水化物，故欲得適量之碳水化物必用植物性食品補充之。又植物性食品中碳水化物量多，而蛋白及脂肪則不足，故食物不宜偏於一方，動物性食品與植物性食品，必須混食，然後可使各種養素有一定配合，一般人以爲滋養非肉食不可者，蓋謬論也。

（3）食物之榮養價　種種食物中，欲知其榮養價值如何，必檢查其成分中蛋白、脂肪及碳水化物之含量而決定之。大概食物中養素之含量多，則其榮養價大，然食物中雖有多量之蛋白脂肪，若不能消化，亦屬無用，猶吝者藏金不動也。故榮養物價值，單就分析表觀之，不能判斷，必須研究甚易於消化與否，因不能吸收者，則無榮養價值可言也。總而言之，食物中富於榮養分，且容易吸收者，認爲適當之食物，故榮養價值比較時，必須注意其成分與吸收二點，例如米飯與麥飯之榮養價比較之，米之蛋白含有量爲百分之六・五八，而大麥則爲百分之九・九七，麥含蛋白質量較多，榮養價當較大，然試就其消化吸收狀態觀之，當米蛋白百分之七九・三吸收時，而麥之蛋白吸收者，則僅百分之四〇・七，故食一百克之米與麥比較之，米蛋白之吸收者五・二克，而麥則爲四克，由此可知米之榮養價值實在麥之上矣。

（4）附加品　如鹽、糖、油、醬、醋、胡椒之類，皆稱爲附加品，附加品所以補助食味也。牛肉雖富於榮養價，然非加味則不可食，附加品之美味，所以刺戟消化液之分泌，使之易於消化也，故附加品者之於食物，猶油之於器械也，器械非用油塗擦，不能運轉，猶食品無加味，則不能消化也。但加味過度，則反有害，例如砂糖適當用之，可使食味佳良，若多量用之，則害胃矣。

附加品中用時可爲榮養品者有之，然多數則少價值。例如肉汁，一般人以爲大有榮養價值，殊不知其中殆無榮養素。然肉汁之作用，非在榮養素之有無，而在於其美味，可以促胃液之分泌而助消化也。故嫌惡肉汁者，卽使勉強飲之，毫無效果也。

（5）食物之吸收　吾人所攝取榮養物入胃腸後，漸次消化，被腸壁吸收，以資榮養。故不能消化吸收，則不論如何美味，皆屬無用。食品之消化吸收，與胃腸之健否大有關係，不健全之腸胃，卽使易於消化之食品，亦不能吸收，故欲保持健康狀態，胃腸之健全不可不注意。若不養生，致消化器衰弱，每食必以健胃藥促助消化者，殊不宜也。又胃腸雖無疾病，而因食物種類，或有不能吸收者，例如初生兒雖健全，而不能分泌消化澱粉之液，故澱粉性食物不能消化吸收，且在胃腸中起異常分解，反有害也。且腸胃雖健全，食物之性質與其消化吸收之程度大有關係，例如肉之蛋白與大豆之蛋白同爲蛋白質，而前者易於消化吸收，後者則否，蓋豆蛋白周圍有纖維質之被膜，妨礙消化液之浸入，致蛋白與消化液不易接觸，而肉之蛋白無被膜，易與消化液混合也，故烹飪得法，除其被膜，則易於消化矣。

食物狀態，亦與其消化程度有關係，卽食物有生者、有乾者、有鹽醃者是也。其中以生者最易消化。又食塊之大小，亦與消化有關係，試就馬鈴薯之研爲泥者與切片煑者比較之，前者蛋白之吸收者爲百分之八〇・五，其不能消化者百分十九・五，而後者之吸收者百分之六七・八，其不能消化者百分之三二・二，由此觀之，食塊愈細則愈易消化吸收也。

又遇食時消化吸收不良，蓋少食時消化液之量有餘，而過食時，則不足也。消化不良則食物久滯腸胃中起異常分解，其生產物易害消化器。又飲食過度者，易患胃擴張病，亦爲消化不良之原因。

吾人日常所食榮養素中其蛋白，脂肪，含水碳素應有相當界限，如偏於一方，則礙及其他之消化吸收，例如攝取肪脂之量太多，則害及澱粉砂糖之吸收。

又味之美者使消化液多量分泌，易於消化，而味之惡者，並非絕對不能消化，不過消化吸收之時間較長耳。

（6）烹飪之注意　味之美惡，全係於烹飪法之如何，所謂適當烹飪者，不唯美味，只使其易於消化是也。故食品之加工調理者，不得謂爲奢侈，蓋反經濟也。尤其植物性食物，非經適當調理，不易入口，又適當烹飪有殺細菌及寄生蟲之效，故衛生上必不可缺。

（7）食物之溫度　食物溫度，自攝氏七十度至零度，皆可入口，然過熱過冷之物，害及齒牙及胃腸，必須避之。吾人體溫為三十七度，故食物溫度在三十七度左右者最適宜。又食味與溫度大有關係，例如湯汁之類，熱者較冷者味美，但不可過體溫之溫度。總而言之，食品溫度務必近於體溫左右，最熱不可在五十度以上，最冷不可在十度以下。

（8）食物之危險　大別可分為二類：（a）不消化食物；（b）有毒食物。不消化食物在胃腸中，易起腐敗變化，其所生細菌侵入胃腸，則起胃腸黏膜炎，且其生產物被胃腸吸收，則起種種疾病矣。有毒之食物如河豚、毒菰及發芽之馬鈴薯等。動物性食品腐敗者，發生毒質（Ptomaine），甚為危險，或有含病菌及寄生蟲者，尤不可不注意。植物性食物不發生毒質，且其含傳染病菌者極少，但或有寄生蟲卵者，故蔬菜之類，必須洗淨。一般言之，植物性食物較動物性食物危險少，故夏令傳染病發生時期，以植物性食物為宜。

第七章　動物性食品

（1）獸肉類　吾人營養最必要者，爲蛋白質，肉類中（獸肉鳥肉魚肉）蛋白含量較多，且易於攝收，故爲營養品中最有價值者。

吾人所食獸肉，大抵爲牛肉猪肉及羊肉，西洋及日本各國多用牛肉，然我國則多用猪肉，牛肉、羊肉次之。又獸肉之味，依其年齡、雌雄及其生活狀態而異，且獸肉各部味道不同，就其成分言之，依獸之種類及其肥瘠而有不同者，試舉二三例觀之。

獸之種類	水分	蛋白	脂肪	無窒物	灰分
肥牡牛	七二·〇三	二〇·九六	五·四一	〇·四六	一·一四
瘦牡牛	七六·二七	二〇·七一	一·七四	無	一·一八
肥牝牛	七〇·九六	一九·八六	七·七〇	〇·四一	一·〇七

瘦牝牛	七六・三五	二〇・五四	一・七八	無	一・三二
肥犢	七二・三一	一八・八四	七・四一	〇・〇七	一・三二
瘦犢	七八・九二	一九・八六	〇・八二	無	〇・五〇
肥綿羊	五二・三一	一六・六二	二八・六一	無	〇・九三
中等綿羊	七五・九九	一七・一一	五・七七	無	一・三三
肥豚	四七・四〇	一四・五四	三七・三四	無	〇・七一
瘦豚	七二・五七	二〇・二五	六・八一	無	一・一〇
馬	七四・二七	二一・七一	一・五〇	〇・四六	一・〇一

要之，各種獸肉，味雖不同，而其主成分則爲蛋白質，故有榮養之效，但烹飪法不良，則榮養分稍生變化。

獸肉腐敗時生一種毒質名曰屍毒(Ptomaine)。但腐敗之肉，有惡質及不快之色，一見可知，其害尙小，最可懼者爲肉中之寄生蟲，及傳染病菌耳。獸類傳染病之易傳染於人者爲結核菌，脾脫疽及鼻疽等此種皆由細菌而起，罹病之動物，體中有細菌，食之則傳染於人矣，寄生蟲之由獸類入人體中者，爲施毛蟲及絛蟲是也，施毛蟲及有鈎絛蟲寄生豚肉中，然無鈎絛蟲則寄生牛肉中，以上所述，獸肉中有各種病毒而最關衞生上者爲結核病，獸類結核菌之種類，雖與人類結核菌不同，然至一定程度，獸之結核菌可爲人類結核之原因，不可不注意，牛類之患結核病者極多，故牛肉選擇尤當愼之，但各種病毒及寄生蟲經煮沸則死滅，可以無慮，惟生食或半熟者殊危險耳。

（2）獸肉之貯藏及其製品　獸肉久置空氣中則腐敗，故欲保存之，非用冷藏法不可，西洋屠獸場內多有冷藏庫，以貯藏肉類，其構造爲一大倉庫，中通鐵管，管內通以零下六度之食鹽水，使庫內溫度降下，（庫中溫度大概三四度）肉類可以久存其中，而普通家庭所用者，則多係冰室冰藏庫，卽以不易傳溫物質爲箱，放冰其中以冷之是也。尙有他之貯藏法，卽乾之，燻之，醃之，或製爲罐頭是也。但肉類製造後，消化稍見不良，務必食新鮮者爲宜，尤其以罐頭品易於腐敗，選擇時，不可不注意。其鑑別法如下：（1）檢查罐底凹者佳良，凸者不良，或近於腐敗，（2）以鐵器叩之，音之堅實者佳，否則不良，又內之裝件如肉汁、肉精類，一般人多認爲唯一無二之補品，而不知其中所含榮養素有限，其美味可增進食慾而滋養價則無所取也。

今將肉汁之分析表如左：

	渣滓	酒精抽出物	膠質	其他抽出物	淡氣含量	灰分	燐酸	鉀
牛肉汁	九七·五六	二·四四	○·二三	○·六四	○·二八	○·六一	○·○八	○·一四
鷄肉汁	九七·一八	二·八一	一·四九	○·五三	○·三七	○·二七	○·○一	○·○二

（3）鳥肉及鳥卵　鳥肉種類甚多，皆易消化，價值決不在獸肉之下。其成分依肥瘠不同，肥者富於脂肪，且味佳良。茲試舉家鷄之成分觀之。

	水分	蛋白	脂肪	無窒素物	灰分
家鷄	七○·八二	二二·六五	三·一一		一·○七
瘦家鷄	七六·二二	一九·七二	一·四二	一·二七	一·三七
肥家鷄	七○·○六	一八·四九	九·三四	一·二○	○·九一

鳥肉不如獸肉之易於腐敗，且極少傳染病毒菌，可安心食之。

鳥卵中最常用者爲鷄卵，其成分如左：

	水分	蛋白	脂肪	灰分
全卵	七三・九	一四・一	一〇・九	
卵黃	五四・〇	一五・四	二八・八	一・七
卵白	八五・五	一三・三	無	〇・七

鳥卵以半熟者，最易消化，生卵次之，煮至堅硬者最難消化，故烹飪時卵類不可過熟，卵爲極佳良之滋養品，其中蛋白質百分之九七，脂肪百分之七九・五可以消化吸收，但煮至太過，則少差也。鳥卵無傳染病菌寄生，故無危險，但食時必需選擇新鮮者，試放卵於十倍之鹽水中檢之，鮮者比重大易沈，舊者比重輕，浮於水面，可除之。新鮮之卵無細菌寄生，然久置空中，則細菌或由卵殼侵入，遂至腐敗，故新鮮之卵，當用石灰水浸之，可保安全，但已被細菌侵入者，雖置石灰水中亦無效也。

（4）魚肉　魚肉亦富於滋養分，試觀其成分，可知其榮養價不在肉類下，茲列舉魚肉成分如左：

魚名	水分	蛋白	脂肪	灰分
鯉魚	七八·八六	一八·九四	〇·八三	一·三七
鰛魚	七〇·二五	二一·九三	六·七二	一·六四
鰻魚	六九·二四	一八·〇九	一一·五三	一·一四
泥鰌	七七·三二	一八·四三	二·六九	一·五六
鯖魚	七二·五〇	一九·一二	四·八八	一·四一
烏賊	七八·九一	一九·一二	〇·五六	一·四一
馬鮫魚	七七·七八	一九·二一	一·六六	一·三五
鮪魚	七一·七五	一五·七九	一〇·六七	一·八二
鯽魚	七九·四六	一七·八六	一·四五	一·二三
鮎魚	七八·九〇	一七·六六	一·八七	一·五五
棘鬣魚	七七·九〇	一七·六五	三·〇七	一·三八

比目魚	七九・二二	一九・一六	〇・四七	一・一二
鱸魚	七七・七〇	一八・六二	二・五九	一・〇九
銀魚	七九・三九	一八・七三	〇・三〇	一・五八
章魚	七四・三七	一六・四三	七・五五	一・六二

魚類依季節、產地、成分雖稍異，而蛋白質之含量則不遜於獸肉，且魚肉易於消化，爲適當營養品，卽使煮之燻之，亦無害消化，爲病人、老人、小兒之理想的食品。

醃魚乾魚雖不如鮮魚之易於消化，然健康者食之，並無顧慮之必要，例如大口乾魚似不適於消化者，然實際考察之，其蛋白質之不能消化者，僅百分之四・七而已。

醃魚亦富於蛋白質，且稍易消化，試舉其成分觀之。

魚名	水分	蛋白	脂肪	灰分
醃鯖魚	七五・〇〇	一六・一〇	二・八七	六〇・一二
醃秋刀魚	五六・七五	二八・七一	六・五九	七・九五

醃鱒魚	四六・二五	三四・一四	三・九九	一五・六二

茲要注意者，魚肉之腐敗者亦發生毒素(Ptomaine)，食之中毒例如皮膚發疹等，又魚肉中或有寄生蟲卵，例如鱒魚體中有種種蟲寄生，鰭魚等有肝蛭幼蟲寄生，食時不可不慎，魚類中雖無傳染病菌，然吐瀉疫流行時，海水中或含有吐瀉疫菌，此菌附着魚類中間接傳染及人類者有之，又魚類中含有毒素如河豚者不可食。

（5）貝介類　吾人常用之貝介類爲蝦、蟹、蛤、青螺、牡蠣，爲貝類中最適當之滋養品，茲略舉貝類成分，列表如左：

	水分	蛋白	脂肪	灰分
龍蝦	七六・二九	二一・五二	〇・四二	一・七七
干貝	八〇・三七	一八・〇九	〇・二二	一・三二
蛤	八四・一二	一三・一九	〇・八一	一・八八
牡蠣	八九・八九	八・四四	〇・八九	〇・七七

蛤蜊　八四·〇七　一三·二〇　〇·七七　一·九六

但其類之腐敗者有害，不可食；又介類之生於汚水者，屢含有害物質，食時不可不注意。

（6）牛乳　普通動物性食物，富於脂肪蛋白，而少碳水化物；植物性食物，富於碳水化物，而少脂肪蛋白，獨牛乳中脂肪、蛋白、碳水化物三者有適當含量，故牛乳爲營養品中最適宜者，其成分如左：

水分	八七·二九
固形物	一二·七一
脂肪	三·六八
蛋白質（牛乳蛋白）	三·一六
乳糖	四·六三
乳酸	〇·一〇
灰分	〇·七三

牛乳成分因種種原因而異，即牛之種類、年齡、季節、飼養法、勞動狀態是也，大概春夏時脂肪量少，秋冬時多，又食物粗惡，或激烈勞動者，乳汁中水分多，故欲得平等成分之牛乳，必以多數之牛乳混合之。

牛乳爲適當滋養品，歐美各國則多混入茶及珈琲中作飲料，故用量較多。

牛乳性爲白色之溷濁液，而或稍帶黃色者，所以呈溷濁者，蓋因脂肪存在故也。置牛乳於顯微鏡下觀之，可見有無數乳球，浮游其中。新鮮牛乳，呈兩性反應，卽試以青色試驗紙，呈酸性反應，試以紅色試驗紙，呈鹼性反應是也。所以呈酸性者，因其中有乳酸也，牛乳愈舊，則酸性愈強，故測其強度，可知其新舊。又牛乳過舊，則凝固，因酸性太強，牛乳中蛋白凝結故也。牛乳膜爲脂肪性物質，因比重輕，故上浮，膜厚者，所以表示乳中有多量之脂肪也。強酸性之乳，對於大人雖無害，然不適於小兒。又乳牛之食物，皆移之於乳汁，故乳汁之良否，大概以食物爲標準，若乳牛飼以毒物，則毒素現於乳汁中。且牛乳有吸收臭氣之性質，故宜置之於清潔之處。

玆須注意者，牛乳亦爲傳染病之媒介，不可不愼，乳牛罹傳染病，其病毒現於乳汁中，最常見者爲結核菌牛類之結核菌種類，雖與人異，而小兒之腸結核，由牛乳傳染者有之，不可不注意。

牛乳所用最廣，故結核牛不取締，則其危害甚大，然結核牛殆佔半數，若禁其採乳，牛乳之價必大昂，故用殺菌法以補救之，然熱氣殺菌法易使乳汁之味變惡，且消化吸收不良，不如生乳之佳，西洋小兒多飲牛乳，有特別牛乳，專供小兒之用，卽選擇無結核菌之乳牛，榨其乳汁入清潔瓶中用之是也。

牛乳之不純品甚多，大概加水或米汁以增其量，而榮養價值減少矣。欲試驗牛乳之加水與否，用比重計測之卽可，普通牛乳之比量爲一、〇二八乃至一、〇三四，若在此數以下者，爲加水證據，但少量之加水，不能判定也，又比重之普通者，不能斷定其爲優良品，蓋牛乳中之脂肪脫去，則比重變重，更滲以適當之水，成普通比重，故比重不足爲標準，且脫去脂肪之乳汁，榮養價較小，殊不合宜。

牛乳中或加入各種藥品以期久存，如蘇打(Soda)及柳酸(Salicylic acid)之類，蘇打爲鹼性，可以中和乳酸，防其酸化凝固，柳酸有殺菌效力，使牛乳中之乳酸菌，不能繁殖，亦可免其酸化，此種藥品，用量極少，不至爲害，然對於小兒則不適宜也。

牛乳榨取時稍不謹愼，則塵埃及不潔之物，易於混入，尤以榨取人之手，及瓶罐之類，必須洗淨。又牛乳中，細菌最易發育，故榨取後不久，卽有多數細菌生存其中，爲致腐之原因，牛乳之帶赤、黃、青等色者，蓋因種種細菌之發生色素不同也，且不潔牛乳或有病菌混入亦未可知。故牛乳必須殺菌，而後無危險也。

（7）牛乳殺菌法　依以上所述，牛乳中有結核菌及其他各種病菌，故謀安全起見，以殺菌爲宜，且牛乳易腐敗，欲長時間保存之，亦不可不用殺菌法。普通殺菌法，卽置牛乳於鍋中沸煮之是也。（沸騰後五分間卽可）小兒用牛乳，及欲長時間保存者，更有適當方法，卽用 Soxblet 氏牛乳殺菌器是也，其構造爲一具有橡皮栓之玻璃瓶，及一金屬製圓筒，將瓶置圓筒中蒸之，圓筒內蒸氣達攝氏百度，三四十分後，將瓶取出，瓶中之乳，歷久不變，但瓶塞開後，則不能久存也，小兒一次食量不多，可購小玻璃瓶用之，但牛乳熱至百度，則味道稍差，且消化較難，（與普通生乳比較）補救之法，卽殺菌器圓筒內之溫度，不可加至百度，以七八十度間之溫度，熱之三四十分間取出是也。但此法不能將乳中之一切細菌殺盡，不過除其大部分而已。（結核病菌可以殺盡；其餘者無害之雜菌而已。）

（8）小兒用牛乳之注意　母乳爲小兒最適當之食物，因他種乳類之成分，不合於小兒身體也，小兒每因飲牛乳發生種種疾病，故廢母乳而用牛乳者有百害而無一利，一般婦人因貪安樂，而哺小兒以牛乳及代乳粉者，是不知衞生，不知愛子也，然母親無乳，或因病不能哺乳者，當傭乳媼，如不能覓適當者，不得已哺以鮮牛乳或代乳粉。

小兒用乳，必須新鮮，而不含酸性爲佳，如有新鮮優良生乳，以生乳爲宜，但乳質稍不良者必須加熱而後哺之。

小兒用牛乳時必須加水（已經煑沸者）使之稀薄，至九月以後，可用單純牛乳，因牛乳成分太濃厚也，茲將加水之分量列表如左：

	牛乳	水
第一月	一分	三分
第二月	一分	二分

第三四月	一分	一分
第五六月	二分	一分
第七八月	三分	一分

第九十月以下純牛乳

加水之牛乳，可加以少量之乳糖或砂糖，但不可多加。

（9）煉乳　煉乳爲牛乳之經過製煉變成濃厚者，中糖分甚多，有害胃之虞，不良品甚多，選擇時不可不注意，美國製鷹標煉乳最佳，其他則不能信用也，茲將煉乳成分分析如左：

水	一五·五——三〇·一%
蛋白	七·二——一八·九%
脂肪	五·九——一七·六%
乳糖	一〇·一——一七·八%
蔗糖	二五·〇——四四·二%

鹽類　一·五——　三·六%

小兒如不能得新鮮牛乳時，只可以煉乳代之，但不如新鮮牛乳之優良也，其加水之程度如左。

	煉乳	水
第一月	一分	二三分
第二月	一分	二一分
第三月	一分	二〇分
第四月	一分	一九分
第五月	一分	一八分
第六月	一分	一七分
第七月	一分	一六分
第八月	一分	一五分
第九月	一分	一四分

第十月　一分　一三分
第十一月　一分　一二分
第十二月　一分　一一分

（10）乳粉　由新鮮牛乳乾燥製成，亦爲牛乳之代用品。惟製品中良莠不齊，須選擇之耳。現時發售者如 Lactogen, Momilk, Glaxo, Klim 等尚佳。又小兒至六個月以後Nestle's milkfood極爲適當。惟此等乳粉均缺乏丙種活力素，故小兒每日當與之少量橘汁或葡萄汁，以預防其發生懷血病。

第八章　植物性食品

（1）穀類　穀類不特在植物性食品中爲最重要者，即在一般食物中，亦佔極重要位置。歐美各國肉食最盛，然其主要食物，亦屬穀類。穀之種類甚多，且各地所需者不同，例如我國及日本多用米，歐美各國用麥，土耳其則用玉蜀黍。

穀類外有被膜，妨害消化，故必須搗碎而後可用，或炊之或煮之，亦不外使之易於消化而已。

穀粒各部成分不同，表面多蛋白，然木纖維多，不易消化，內部多澱粉，而少蛋白與木纖維，然全體主成分爲澱粉，蛋白脂肪不過僅少而已。

穀類之主成分如左：

	水分	蛋白	脂肪	澱粉	糖類	木纖維	灰分
中國米	一三·〇二	五·〇七	一·二一	七二·五二	三·五二	三·一三	一·五三
日本米	一二·五五	七·七七	〇·五三	七七·七九	—	〇·四七	〇·八七
糯米	一二·四一	四〇·三〇	一·三〇	七二·八六	四·七三	二·七九	一·六一
小麥	一二·三八	九·五〇	一·五六	七四·六二		—	一·九三
大麥	一四·〇四	一〇·〇八	二·三一	六四·四六		六·六二	二·四六
蕎麥	一三·〇〇	一五·二〇	三·四〇	六三·六〇	—	二·一〇	二·三〇

黍	一三・三五	九・五五	三・五七	六五・七七	—	四・五三	三・一三
玉蜀黍	一四・五〇	九・〇〇	五・〇〇	六四・五〇	—	五・〇〇	二・〇〇
粟	一三・〇五	一三・〇四	三・〇一	五七・四二	—	一〇・四一	三・〇五
稗	一三・〇〇	一一・七八	三・〇三	五三・〇九	—	一四・七五	四・三五

以上皆就乾燥時所測之分成，然食用時，多加水煑或炊之，其中水分增多，故其他成分之比較減少。

單就成分觀之，蕎麥、稗、粟之蛋白含量甚多，似較米爲適宜，是不然者，蓋單就成分觀之，不足以測榮養之眞價。何者？成分雖爲例定榮養價之標準，而食物對於消化器之作用如何，不可不察成分多且易於消化者最佳，若不能消化，則亦屬無用，故與其選擇難消化之滋養物，不如選擇易於消化之通常食品。

穀類之主成分爲澱粉，次爲蛋白，其吸收之難易，稍有不同，大概澱粉質皆易於消化，例如米飯澱粉之不能消化者，僅百分之〇・八，其餘百分之九九，則全數吸收；麵包中澱粉之不能消化者，平均不過百分之二，然穀類蛋白，則較肉類稍難，米飯及麵包蛋白之不能消化者，約百分之二〇，其餘百分之八〇，則全部吸收，但麥飯中蛋白之不能消化者，占百分之四〇，而精製麥則易於吸收，故穀類成分之吸收，與調製方法大有關係。

米飯爲吾人所常用者，故將其性質略述之，米飯成分，依加水之量而異，大概如下：卽水分六四%，蛋白三・一%，脂肪〇・五%，澱粉糖類三二%，木纖維〇・二三%，灰分〇・一七%，是也，或謂麥中蛋白質最多，當較米爲滋養，殊不知麥類難於消化，榮養價值反不如米也，但麥飯可以預防脚氣，脚氣病者宜常用之。

米飯之腐敗者，多由細菌繁殖而起，米飯中之枯草菌，爲腐敗之一因，然不潔飯桶中所附着之細菌，亦大有關係，試觀飯之腐敗者，必由近於桶者始，可知不潔之器具，實爲腐敗之因，故飯桶必須潔淨乾燥，而後可免米飯之腐敗，又夏季米飯易於腐敗，若炊時加醋少許，則可免細菌之發育，不致腐敗。

麵包多由小麥粉製成，卽小麥粉加水攪拌之，再加以酵母，置於三四十度溫度之下，使酵母發酵，生酒精及炭酸，然後置竈中燒之，即成麵包是也。其麵之優良者，切口爲細小之蜂巢狀，且有一種香氣，及強力選擇時宜注意。麵包成分大略如下，即水三八・五%，蛋白六八%，脂肪〇・八%，糖分二・三%，澱粉五一・〇%，纖維素〇・四%，灰分一・二%是也。其消化程度依上下等而異，上等較下等爲優，上等麵包中蛋白質之不能消化者，爲百分之一九・〇乃至二〇・七，澱粉之不能消化者僅一・一乃至二・九%，其餘全部消化吸收，故麵包亦爲適當之食品。

穀類之危險性，較動物性食物爲少，穀類製品即使腐敗，不如動物性食品之生毒素，故無中毒之虞。但小麥常有一種寄生物，名爲麥角，爲一種毒物，若混入麥粉中用之，則中毒。又毒草等偶雜入穀粉中，亦起中毒現象，即起痲痺，嘔吐，或泄瀉是也。又穀粉中常有混以石膏，寒水石類，以增其重量，此種之物，雖不至中毒，然每害胃腸消化，白米中亦常混以石膏粉，使之美觀，但粉粒不過附着米之之表面，洗之則去，故米必經過數次洗後，而後炊食之。

（2）豆類　一般植物性食物，皆富澱粉，而少蛋白、脂肪，獨豆類則多含蛋白質及脂肪質，試舉其成分觀之。

	水分	蛋白	脂肪	澱粉糖類	纖維素	灰分
大豆	一三·三三	三五·九一	一六·七二	一七·三〇	一·一五七	四·八九
豌豆	一四·三〇	二二·四〇	二二·五〇	四九·一〇	九·二〇	二·五〇
蠶豆	一四·三一	二三·六四	一七·二一	五三·二四	五·四五	一一·六五
落花生	七·五〇	二四·五〇	五〇·五〇	二·七〇	四·〇〇	一·八〇

照以上之表觀之豆類中蛋白、脂肪、碳水化物三者合量，比其他之植物性食物較爲平均，故單就成分言之豆類爲極好之食物，但其中多含纖維素，難於消化，不無缺點若調理得宜則爲優良之營養品，例如豆腐乳、醬油、甜醬之類。

豆腐需用頗廣，其成分大略如下：水八七·九%，蛋白六·五五%，脂肪二·九五%，纖維素一〇七%，灰分〇·六四%，其中所含蛋白質較多，且易於消化，爲豆類製品中最適宜者。

腐乳爲大豆經酵菌作用製成，其中蛋白含量頗多，且含有消化素，可助消化。

醬油亦由大豆製之，其中少榮養分，但其味美，可以補助消化。

醬類亦由大豆製成，其成分如下：蛋白一〇%，含水炭素一九%，亦可資營養。

（3）根菜　根菜之主成分，分為碳水化物、蛋白、脂肪是也。其成分如左：

	水分	蛋白	脂肪	澱粉	糖分	纖維素	灰分
馬鈴薯	七五・〇〇	二・〇〇	〇・〇五	二一・〇		〇・九五	一・〇〇
甘薯	七二・九三	〇・九三	〇・三一	二〇・二一		二・三六	一・一七
芋	八五・二〇	一・四三	〇・〇八	一〇・四		〇・六三	一・〇〇
蘿蔔	九二・五〇	一・三六	〇・一三	二・三六		〇・九〇	〇・七四
百合	六九・六三	三・四〇	〇・一二	一九・一〇		一・四一	一・二五

其他如蘿蔔、蕪菁、藕、筍之類，多水分而少營養分，但蘿蔔含有澱粉消化素及C維他命，生食之佳，蓋一經煮爛，其效力則減少矣。

根菜類無危險性，為佳良食品，但馬鈴薯將發芽時，發生有害物質，當注意之。

（4）蔬菜及瓜類　此類之物多水分，而缺乏榮養素，故不足以養身體，僅充副食而已，生者或有害菌或寄生蟲附着之，故必煮用之，較爲安全，其成分如左：

	蛋白	脂肪	有機物	纖維素	灰分	水分
菠薐菜	二·三〇	〇·二七	一·六五	〇·五七	一·三〇	九三·九一
油菜	一·七四	〇·二二	〇·九三	一·一七	〇·八九	九五·〇五
蕨	二·八三	〇·一三	一·四一	三·二七	一·一八	九一·一八
菜瓜	〇·八五	〇·〇八	一·九六	—	〇·四七	九六·六四
茄子	一·〇〇	〇·〇六	三·一一	一·四一	〇·四二	九四·〇〇
南瓜	〇·六五	〇·一三	六·〇八	二·一五	〇·七五	九〇·二四
冬瓜	〇·二六	〇·〇二	一·七二	〇·三五	〇·二三	九七·四二

（5）蕈類　吾人最常用者，爲香菰、蘑菰、松菰之類，其分析成分頗佳，但不易消化，然菰類有一種香味，可以增進食慾，故可適量用之。蕈類中或有毒者不可不愼，凡蕈類色之美者，多有毒素，不可食，刺以銀針變色者，爲有毒證據，試舉其成分觀之。

	蛋白	脂肪	無窒素有機物	灰分	水
松蕈	一一·六三	一·六八	六七·七三	四·三七	一四·五九
香菰	三·七三	○·七六	一二·七八	一·○○	八七·七三

（6）果實　果實大概多含糖分而缺乏蛋白與脂肪，且其中有果酸，可助消化；但過食則傷胃，且未熟之果食之易起腸胃加答兒，又果皮或有傳染病菌附着之，夏季食之不可不慎；其成分大概如左：

	水	含窒物	游離酸	糖分	無窒物	纖維素	灰分
林檎	八四·七九	○·三六	○·八二	七·二二	五·八一	一·五一	○·四九
梨	八三·○二	○·三六	○·二○	七·二六	三·五四	四·三○	○·三一
葡萄		○·五九	○·七九	二四·三六	一·九六	三·六○	○·五二
芭蕉		一·八七	無	—	二三·○五	○·二九	一·○六
枇杷		—	○·三四	六·三○	—	○·七一	○·六○

食物							
胡桃	四·七四	二八·四七	—	—	三·一九	一·五四	二·八八
栗	五七·八九	二·九〇	—	—	三六·四九	一·一二	一·二二
柿	八三·六五	〇·五八	—	二一·五四	一二·五六	二·七六	〇·四三
梅	八四·八六	〇·四〇	一·五〇	三·五六	四·六八	四·三四	〇·六六
桃	八〇·〇三	〇·六五	〇·九二	四·四八	七·一七	六·〇六	〇·六九
杏	八二·一二	〇·三九	〇·七七	一·五二	九·二八	五·一六	〇·七五

（7）辛辣類　吾人普通所用者爲番椒、胡椒等少量可助消化，然用量過多則刺戟消化器黏膜起腸胃加答兒或刺激腎臟起腎臟炎，不可不慎。

（8）餅類　中國餅與西洋餅皆含糖分糖類富榮養分，然過量食之則在胃中生酸，防害消化，尤其兒童多食餅類，刺傷牙齒及胃腸。

（9）酒類　酒類皆含酒精可爲藥用，然大部分皆充爲嗜好品，少量飲之，不足爲害，但能節制者極少，不知不識之間竟過度矣，酒類不特害及衞生，且害及社會一般。

（a）關於衛生上者　大酒家多患腸胃加答兒、肝臟病、心臟病、中風病等，蓋酒精害及內臟，使血管硬化，至老齡時發生種種疾病，無可救藥。又飲酒家多患神精病，其所生之子多白痴及薄弱之兒，是其害不特個人，且及子孫矣。

（b）關於社會方面者　由統計上觀之，犯罪及怠惰之原因，多由於飲酒，犯罪者擾亂治安，怠惰者減少生產力，直接害及社會，其他間接害及社會者不可勝數。例如美國一酒癖家族之子孫七百九人，其中百六人為私生子，百八十一人為賣淫婦，二百六人為乞丐，七十六人為犯罪者，美政府因此一族所費金額達二百五十萬圓之鉅。又乘醉受胎所生之子多數不良，理斐喜氏就乘醉受胎所生小兒九十七人中調查之，無異狀者僅十四人，其他八十三人皆罹疾病，如癲癇、白痴、肺癆及發育不完者，此種子孫亦為社會之負擔，務必慎之。

酒類皆為酒精中毒之原因，然其最甚者莫如高粱、燒酒、白蘭地等，因其中含有多量之酒精也。麥酒中酒精含量較少（大約百分之四五）然多飲之，則罹脂肪過多症及腎臟病，一般人多飲酒禦寒，殊不知其害之大，反在不飲酒上，因酒精被胃吸收，生溫不過一時的興奮，皮膚之色管因此擴大，及酒氣退後，血管不能及時收縮，體溫反易發散，致生惡寒之感，故卽使嚴寒季節，亦以不飲酒爲宜，或有飲酒已成癖者，只可漸漸戒之，絕對非飲不可時，只有選擇酒精含量少者飲之，酒爲一種生癮嗜好品，與煙草同，且其害較煙草爲甚，務必以戒之。

酒之種類甚多，其模造品亦多，模造品皆用不良酒精製之，其中有木精混入，故價廉品劣，必不可飲，茲將各種酒類性質略述之。

將鮮葡萄榨汁，使之醱酵，卽成白葡萄酒。葡萄汁與皮醱酵後，加以色素，卽成紅葡萄酒，葡萄酒中，酒精之含量約百分之十，但其模造品極多，或有由他種物質製成者，且其中或含有木精等，故選擇時，不可不注意。

麥酒之製法，卽將麥芽製成麥芽糖溶液，加忽布實(Hops)煑之，然後加釀母使之醱酵是也，麥酒中，酒精含量，德國製者爲百分之三四，日本製者爲百分之五六，麥酒雖無模倣品，然置之太久則腐敗，飲之洩瀉，不可不慎。

黃酒之製法，卽加麴及酵母於蒸米中釀之是也。其中酒精含量不等，自百分之十至二十左右，不可多飲。

白蘭地之製法，卽含糖物質使之醱酵，然後蒸溜之是也。酒精之量最多，自百分之四十乃至五十，除藥用外甚不合宜。

（10）清涼飲料　此類飲料如汽水、菓子露之類，最少用之，可以助消化，但過量則害胃，又汽水之陳舊，或用不潔水製成者，必不可飲。暑天之飲料，以菓子露與汽水爲適宜，冰忌淋及冰水等食之，害胃因胃驟遇冷則其機能差減，或一時停止，致與病菌以發生之機會，不可不慎。

（11）茶　茶可大別爲紅茶、綠茶二種，其製法不同，卽綠茶在蒸籠中蒸熟而製之，而紅茶則不蒸，將生葉曝於日光，乾後用火焙炒，幷揉捻之。

茶之主要成分爲茶素，其量因茶之種類及製法之精粗不同，大概自嫩葉製成者，含茶素多，自老葉製成者含茶素少；茶之優劣，以茶素之多少決定之，愈多其品愈高，今揭茶之分析表如左：

	生葉	綠茶（乾）	紅茶（乾）
粗蛋白質	三七・三三〇	三七・四三〇	三八・九〇〇

粗纖維	一〇・四四〇	一〇・〇六〇	一〇・〇七〇
醇精抽出物	六・四九〇	五・五二〇	五・八二〇
單寧	一二・九一〇	一〇・六四〇	四・八九〇
茶素	三・三〇四	三・二〇〇	三・三〇〇
全淡氣	五・九七三	五・九八九	六・二二四
茶素中之淡氣	〇・九五六	〇・九二六	〇・九五五
蛋白質中之淡氣	四・一〇七	三・九二七	四・一〇六
阿美多類中之淡氣	〇・九一〇	一・一二六	一・一六三
可溶物質	五〇・九七〇	五三・七四〇	四七・一二〇
其他無淡氣抽出物	二七・八六〇	三一・四三〇	三五・三九〇
灰分	四・九七〇	四・九二〇	四・九三〇

以上爲乾葉之成分，若煎出液體之茶，則其成分如左：

	茶葉（百克）	第一次浸出液	第二次浸出液
乾燥物質	八八·六〇	四·六九	四·一七
茶素	三·四三	〇·五〇	〇·一四
單寧	一五·七五	二·五〇	二·二六
含淡氣物	七·五四	〇·二九	〇·二六
灰分	五·一四	〇·八八	〇·七四

但以上係用上等綠茶九十克，入攝氏五十度微溫湯五合餘中五分鐘後，傾出其液，爲第一浸出液，更注以同溫同量之溫湯爲第二液，各回浸出液分析所得之成分，照綠茶百克計算，所得結果也。

茶之作用，由於茶素及鞣酸，少用之可使精神活潑，祛勞去睡，增進食慾，然用之過度，則精神疲勞，不眠頭痛，且害食物之消化。

（12）珈琲　珈琲採自珈琲樹之實，其成分如左：

	珈琲素	蛋白	脂肪	糖分	無淡氣物	纖維	灰分	水分
天然者	一・二一	一二・〇七	一二・二七	八・五五	三三・七九	一八・一七	三・九二	二・一三
炒過者	一・二四	一三・九八	一一・四八	〇・六六	四五・〇九	一九・八九	四・七五	一・一〇

珈琲之效用與茶同，適度用之，可使精神爽快，袪疲勞去睡魔，通小便，然用之過度，則精神反覺疲勞、不眠、頭暈、心悸等病，此等效用，爲珈琲素所致，醫家有取之爲利尿及興奮劑。

（13）可可與朱古力(Cocoa and Chocolate) 可可製自椰子之實，其主成分爲Theobromin，餘爲脂肪、蛋白及澱粉等。

朱古力卽可可粉加砂糖、肉桂、丁香等製成，爲興奮性飲料。

二者均爲興奮性嗜好品，但多用則害胃，不可不注意。

第九章　人工滋養品

現時應用之人工滋養品，有蛋白製滋養品，係由肉類、牛乳或植物性蛋白製出；含水碳素製滋養品，係將含水碳素溶解而製者；更有將脂肪溶解而製之脂肪製滋養品，及以上三種或二種混合而成之混合製滋養劑；此外尚有特種滋養劑，如有機性燐等，以下就其主要者，舉名說明之。

（1）蛋白滋養品

索松（Soson）為淡黃色無臭無味之細末，水中不溶解，由牛肉製出，含有八五・七％不變之蛋白。用量一日四〇・〇至一五〇・〇瓦，加於牛乳或其他之流動性食物內食用。

米藕根（Myogen）為褐灰色之細末，有膠樣之微臭，自屠獸之血清製出，含有八三・二五％之不變蛋白質，用冷水攪拌服用。

特路彭（Tropon）為褐灰色之細末，少有臭味，不溶於水，由牛肉或魚肉之殘廢物及豆穀類製出，約含九〇％之蛋白質，消化容易，價亦低廉，故甚賞用，其用法以前二劑為準。

黎巴（Riba）為淡灰色之粉末，少有膠臭及苦味，能溶於水中，由魚肉製出，約含九〇％之Albumose（消化蛋白中間生物之名）通常一日量四〇・〇，和於燕麥、大麥等糜汁內服用。

依列蒲東(Erepton)爲褐色輕鬆之粉末，有肉汁之臭味，本品最適於滋養浣腸，其五%溶液，三〇〇·〇，一日二三回浣腸。

黎比西肉越幾斯(Liebigo Fleischextrakt)爲稠厚褐色之物質，有佳快之香氣，能溶於水中，含有二〇·五%之蛋白質，其用量一回五·〇，一日一〇·〇，和於湯內或他種食品內用。

包黎路(Bovril)爲泥狀或液狀之物，前者蛋白之含量三一%，後者一七%，其養價甚小。

蒲羅(Puro)爲暗褐色濃厚之液體，含有三三·二四%之蛋白。一日數回五·〇至一〇·〇，塗於麵包或飲料內食用。

瓦林秦肉液(Valentine's meat juice)爲液體，富於越幾斯抽出物(Extract)成分，屬於嗜好品，可爲神經強壯劑用之。

海登養素(Nährstoff Heyden)由卵製出之黃色粉末，含有Albumose, Alkali及阿路布米那特，(Albuminote蛋白質)容易吸收消化，用量一日數次，每次半茶匙。

蒲樓頭根Protogen以卵蛋白與Formaldehyd熱之製出之黃色粉末，能溶於熱湯中。

路包拉特(Roborat) 由小麥、米、玉蜀黍等製出，爲帶黃白色之細末，無臭有微味，能溶於熱湯。混以同量或三倍量之麥粉製爲麵包，頗適於糖尿病患者，用量一日五〇·〇——八〇·〇。

索馬頭則(Somatose) 爲黃色無味之粉末，能溶於水，將肉、蛋白以人工使之消化而製成者。含有七八·〇%之阿路布謨則(Albumose)及三·四%裴蒲東(Pepton)。

奴特路則(Nutrose) 主成分爲乾酪素鈉 Natrium Casein 白色無臭無味之粉末，能溶於熱湯。一日二〇·〇——四〇·〇，入於肉汁或牛乳中服用，其蛋白含有量約八三%也。

蒲拉四蒙(Plasmon) 性狀用法，概與前劑相同。

拉羅山(Larosan) 含有二·五%之石灰，有滋養、制瀉之效，小兒之榮養不良兼泄瀉者，與以拉羅山乳最佳。

牛乳索馬頭則(Milchsomatose) 爲無臭無味帶黃色之粉末，比之肉製之索馬頭則之灰分少，含有少量之鞣酸(五%)，有泄瀉之小兒及苦於消化器障礙之患者，一日三四食匙服用。

山納吐瑾(Sanatogen) 由乾酪素、甘油及燐酸鈉所成，此等成分爲細胞及神經組織重要之構成材料，故本劑常用於神經系患者，特於神經衰弱者，爲適當之滋養劑。

（2）碳水化物滋養品

碳水化物中之食品，以澱粉最爲適當，其消化較容易，但每有植物纖維膜包裹之，能抵抗消化液之作用，故作爲細末，卽易消化。其中常用之滋養劑，有以下二種，玆揭其成分如下：

	水	澱粉	蛋白	灰分
阿路羅路德(Arrow-Root)	一六・五	八二・四	〇・九	〇・二
塔皮倭克(Knorrs Tapioka)	七・五	九一・九	——	〇・二

消化機能高度衰弱者，與以下列之澱粉糖化物最善。

蜂蜜　轉化糖(葡萄糖果糖各等與之混和)七九分　蔗糖二・七　蛋白一・三　灰分〇・一

麥精　麥芽糖　三五分　糊精　三〇　蛋白　五　灰分　二

奴拉路(Nural)爲流動性之物質，含有六五・八八%之糖分，一〇・九%之糊精，〇・三七%含氮物〇・三四%無機物〇・二二%游離鹽酸及二二・二六%之水，能溶於水，有清涼佳快之味。

索可師列滋養糖(Soxhleto Nälrzücker) 由糊精及麥芽糖而成，入以適宜之水稀釋之，加於牛乳，可爲母乳之代用品。

果糖(Laevulose Diabetin) 爲可溶性之無色結晶品，有甘味，糖尿病者主用之，一日二五・○——三○・○。

（３）脂肪滋養品

脂肪類之消化吸收概緩慢，且抑制腸官之運動，包被其他食物，使不易與消化液接觸，故不可大量使用，雖健者一日百瓦以上持用之時，亦誘發消化障礙也。

脂肪能防削瘦，維持氣力，故爲患者必須之食物，脂肪性食物，以牛乳，牛酪等最適於患者，而其製劑僅肝油一劑而已。

肝油(Lebertran) 取自鱉魚類之肝臟，爲澄明黃色之脂肪油，微有特別臭氣，用量應視患者之年齡，自一茶匙至一食匙，一日數回服用。

肝油爲病後衰弱者，肺結核，腺病質及一般虛弱者之滋養品；惟患者多惡其臭氣，飲用困難。近有肝油乳劑，如司各脫魚肝油(Scott's Emulsion)及麥精魚肝油等，消化甚易，頗見賞用。

（4）混合滋養品

混合製滋養劑內含蛋白、脂肪及碳水化物三種滋養素，以煉乳、乾酪等爲其主要者。

煉乳雖有數種，然均不外將牛乳濃縮，加以多量之蔗糖，製爲罐頭販賣，其含有成分爲水（二五%），蛋白（一一%），脂肪（九・五%）乳糖（一一・五%）及蔗糖（四一%）用時以水稀釋，但其蔗糖過多，乃缺點也。

小兒粉(Kinder mehl)有數種，含有蛋白及含水炭素過半，爲可溶性，故頗適於小兒，用法豫以熱水煮沸溶解，和以牛乳及其他流動物，今揭其主要者之成分如次：

	水分	蛋白	脂肪	含水炭素	灰分
內司特 Nestle	六・三	八・四	五・三	七六・八	二・〇五
庫夫克 Knfeke	八・二	一四・五	〇・三	七五・五	二・三

太銀哈路特(Theinhardt)	五·〇	一六·五	五·五	七四·六	三·四
媚林(Mellin)	六·九	八·九	三·〇	八〇·九	二·九
羅夫倫德(Löfflünd)	四·六	一三·四	五·八	七〇·四	五·八

西己牙馬(Hygiama)由牛乳、麥芽、小麥粉、可可及糖所製，含有二二%蛋白，一〇%脂肪，六〇%可溶性含水炭素，三·五——五%滋養鹽類，與小兒粉類似，小兒一茶匙，大人一食匙，和於牛乳中，一日數回服用，並可爲滋養灌腸料。

窩達(Odda)由脫脂乳、卵黃、可可脂、燕麥粉、乳糖、麥芽糖、蔗糖及乳清所製，內含一四·五%蛋白，六·三%脂肪，七一·五%碳水化物，二·二%灰分及〇·四%列芹，小兒用之最善。

華福麥乳精(Ovomaltin) 由牛乳、鷄卵、麥精及可可粉製成，易於消化，適於病弱者。

克非路(Kefir) 有清快之酸味，爲濃稠之液體。

庫米司(Kumys) 本劑與前劑相同，牛乳內加入一定之釀母，一——三日間醱酵而成者也。

兩劑均乏乳糖，常用於糖尿患者，通常嫌忌牛乳者，可以本劑代用，且有容易消化之利點，兩劑之成分如次：

	蛋白	脂肪	乳糖	乳酸	酒精
克非路	三·一	二·〇	一·六	〇·八	二·一
庫米司	二·二	二·一	一·五	〇·九	一·七

約姑路特(Yoghurt)　爲由釀母所製之酸乳，本品之蛋白消化極易，故消化不良者用之適宜，並能消毒腸管，有撲滅細菌之效。

乾酪(Kasein)　牛乳中加入凝乳素，而乳中之乾酪素凝固，乳淸析出，於凝固物中，加以食鹽及香料，然後加熱則成乾酪。乾酪有富於脂肪者，有不然者，但同爲滋養豐富之物品，今舉其成分如次：

	水分	蛋白	脂肪	乳糖	灰分
脂肪性	三五·七	三七·二	三〇·四	二·五	四·一
中脂肪性	四六·八	三七·六	二〇·五	三·〇	三·〇

非脂肪性　四八・〇　三二・六　八・四　六・八　四・一

搾取之牛乳，卽所謂之全乳，長時間放置之，或用遠心器處置之時，則脂肪分富足之上層，卽乳酥，與脫脂乳分離。脫脂乳之脂肪分極少，適於小兒之消化障礙症。

將乳酥強振盪之，則脂肪球互相融合爲一塊，名曰牛酪（卽黃油）將牛酪析出之殘渣，名曰酪乳，與脫脂乳相同，用於小兒之消化不良症頗宜。

拉克頭塞路威（Laktoserve）將酪乳濃縮而成者，四五倍稀釋之，則爲酪乳。

（5）有機性燐化合物及活力素滋養品

據近來之學說，人類僅依蛋白、脂肪、含水炭素及無機物質，果能永遠保持吾人健康與否，乃爲疑問，此等物質固能支其勢力交換之均衡，但恐未能補足各機關之消耗，原來脂肪及含水碳素，主爲勢力（Energia）之供給者，無關於機關之構成，惟蛋白質能爲勢力之供給材料，同時補足機關自然的磨滅，（卽消耗）且對於意外之損害（例如疾病外傷等）及成育期中而有肥殖之功能。然蛋白有其諸種效能，不過爲其一部耳。而各細胞之必在成分，如類脂質，細胞核之特殊成分，核素

(Nuklein) 等之補足，以何爲之等問題，爲近年學者有趣之研究。據其結論，以爲動物體依上記之四養素之分解產物，能將此等物質構成之。

此種物質之多數，吾人尙未周知，然悉含於普通食餌之內，乃無疑也。

來豈丁 (Lecithin) 爲含燐之類脂質，中樞神經系含有多量之，列其芹，故神經衰弱，及種種神經疾患，可以試之，本劑爲褐色濃厚之液狀之物質，用量〇・一——〇・五。

肉木那路 (Rhomnol) 爲純粹核酸 (Nucleinie acid) 之白色粉末也。

菲亭 (Phytin) 爲有機性燐化合物，含於諸種植物之種子中，其含燐量在二二・八%，無色無味，用量一日一・〇克也。以上三劑，於骨疾患，神經疾患等用之。

表托則 (Biotose) 含甲、乙、丙、丁四種活力素 (Vitamin) 及麥精，爲小兒榮養不良之適品。

彌太眞 (Metagen) 含甲、乙、丁三種之活力素，體弱者宜之。

發射麥精 (Radiomalt) 爲濃縮之液膏，含甲、乙、丁三種之活力素及麥精，適於小兒榮養不良及體弱者。

阿利砂仁(Oryzanin)係由糠取出之乙種活力素可治脚氣。

第十章　主要食品良否之鑑別

各種食品欲一一研究其良否，頗非易事今將左列數種主要食品，如何鑑別其良否之方法，述之如左：

(1)米之良否及其注意

吾人欲鑑定米之良否，不可秖以其分析表爲其標準，尙當參考左列諸點而決定之。

(a)白色透明。

(b)有光澤，而白色分少者。

(c)質堅。

(d)形狀規正，米粒之大小均一而豐肥。

（e）黏性強且香味佳者。

用不良之白米，常發生脚氣。因米之胚芽及糠均含乙種活力素，可以預防脚氣；然米經精製，則此等活力素均消失矣。故吾人日常以用半搗米爲佳。

（2）肉類之良否及其注意

肉類之含有寄生蟲或傳染病菌者，極爲危險。又腐敗之肉，易起中毒，不可不注意。

鳥類有羽毛者，欲鑑別其新舊，當注意左記諸點。

（a）拔去其毛，如毛根上無脂肪附着者，爲新鮮之物，或用手將其頸部及兩翅持住，吹開腹部之軟毛，如皮膚作青色者，爲陳舊之物。

（b）眼珠有光澤如生者，爲新鮮之物。眼珠溷濁，肉軟，足乾，嘴內無水分者，爲將腐敗之物。

（c）肛門作暗褐色，并排泄出一種之黏液者，爲病死之鳥；然常有奸商以溫水淋濡其足，塗以脂肪，用青菜塞其口，謀掩飾購者之目。吾人此時，可依上述須注意之諸點驗之，并剝開其嘴嗅之，如有臭氣，可知其已屬陳腐。

已經宰殺之肉類，如腐敗必生種種之毒物，食之則發中毒症狀。今將其新鮮與腐敗者之鑑別方法，列舉如左：

（a）香味　新鮮之肉，有一種固有之香味。腐敗之肉，不特無香味且放惡臭。

（b）色澤　新鮮之肉，呈固有之肉色，且有光澤。腐敗之肉，不僅無光澤且呈紫色或綠色等，脂肪部分作黃色，檢其肉之斷面時，有錯綜之暗色部分且發腐臭，近來奸商，多以顏料塗於腐肉上，冀圖魚目混珠；然吾人若依上述注意諸點驗之，當不難鑑別其良否。

（c）硬度　新鮮之肉有一種之彈性。腐肉則柔軟，以指按之其痕跡不易消滅者，爲腐敗之肉無疑。

（d）温度　新鮮之肉，溼氣甚少，卽以手觸之，亦無水氣。腐敗者則溼氣較多，甚至以手握之，則水分浸浸而出者。

新鮮之肉類，富彈力性，且現中性或鹼性反應（以赤色之試驗紙黏肉上，不久卽變青色者爲鹼性。中性者，無論以何種之試驗紙黏肉上，其顏色始終不變；）腐敗若現酸性反應（以青色試驗紙黏肉之斷片上，卽變赤色，）不可食。

肉類用煑法，或用燒法，均不如生食之易消化；然生食恐受寄生蟲及細菌之害，故仍是熟煑或熟燒爲妙。牛豚肉中含有絛蟲及旋毛蟲，如不煑熟食之，卽受其傳染。又破傷風、傷寒、脾脫疽、放線狀菌及結核細菌，亦常有寄生其中，故不可不格外注意。

（3）魚貝類之良否及其注意

魚肉腐敗時發生所謂屍毒（Ptomaine），所謂魚肉中毒者，多因此而起。今將其新鮮與腐敗之鑑別方法，列舉如后：

（a）眼球　新鮮之魚類，眼珠透明，兼有光澤，稍隆起。陳腐者反是。

（b）腮　腮作鮮紅色，乃新鮮之明證。其陳腐者作暗紅色；然有奸商以顏料塗於陳腐之魚腮上，作鮮紅色者，如不易辨識時，可以水洗其腮則眞僞立決矣。

（c）鱗　新鮮之魚鱗，雖以手逆捋之，亦不易落。陳腐者反是。

（d）色澤　新鮮之魚，有固有之光澤。陳腐者，不但無光澤，且呈暗黑色。

（e）肉質　新鮮之魚，多緊縮，雖以指按之，不着痕跡，且富強彈性。陳腐者，則反是。

（f）臭氣　新鮮之魚，有固有之香味。陳腐者，於其腮部常發生臭氣。

凡魚肉皆至腐敗後，方有毒性；然河豚則否。當其生存時，其體中已含有毒物。卽雌魚之卵巢，毒性最強，其次爲肝臟，至於血液中，多少亦含有毒質，惟肌肉則完全無毒。雄魚方面，其精液中亦含有稀薄之毒性，毒性最強者爲肝臟。

魚類中之鮭魚及鱒魚等，常含有絛蟲之胞子。如生食或未熟食者，有受其傳染之虞。

貝類稍難消化；然滋養分甚多。尤其爲牡蠣中含多量之動物性澱粉，故其滋養之效力特強。其他之貝類，味美而價廉，故愛用者頗多。然有傳染病流行之時，貝類爲其媒介，故不可生食。

（4）鷄卵之良否及其注意

欲鑑別鷄卵之良否，可觀其殼有破損與否，如無破損，更將鷄卵向光處照之，半透明者，爲新鮮之物，混濁者則已屬陳腐。或將鷄卵浸於十倍或二十倍之食鹽水中，新鮮者下沈，陳舊者上浮，不難辨別。

（5）食用蕈與毒蕈

蕈類味美，故吾人常愛用之；然其中亦含有劇烈之毒質，此人之所盡知者。蕈類之可供食用者，有二百餘種。毒蕈有三十餘種。

毒蕈與食用蕈之鑑別法：

（a）毒蕈常生於陰溼地方。無毒蕈則多生於乾燥地方。

（b）毒蕈顏色美麗。無毒蕈呈白色，或作茶褐色。

（c）毒蕈採摘後容易變色，其所變之色多為青色、綠色、或茶褐色。無毒蕈則決無變色之事。

（d）毒蕈多柔軟，且富有水分。無毒蕈多密緻，且有脆性。

（e）榨取液汁試驗之，其混濁如乳汁者，為毒蕈。澄清如水者為無毒蕈。

（f）味辣而苦且有一種酸鹹之味，刺戟舌部者，為毒蕈。

（6）牛乳之良否

欲精密鑑別牛乳之良否，必須用一定之器械，及試驗藥，一般人不易施行。茲略將鑑別之要點述之如左：

試將牛乳滴落於指甲上，作球狀者，爲鮮良之物。若滴下後，卽流落者，爲不良之物。或用茶盃貯清水，將牛乳滴落數滴其中，如所滴落之牛乳，直沈水中者，爲良品。其不沈下，滴落後卽散開者，爲不良品。

新鮮之牛乳，有兩性之反應，卽試以青色之試驗紙變赤色，同時試以赤色之試驗紙變青色。其陳腐者，因已發生乳酸，故祇現酸性之反應而無鹼性反應，卽試以青色之試驗紙變赤色，然試以赤色之試驗紙，則不能變爲青色也。

腐敗之牛乳，多作水狀，其表面有絮狀之凝固物，嗅時作醋味，煮熟後，有一種如葛粉之凝固物，此種乳汁，已不能供飲用。

（7）牛酪之良否

純良之牛酪作淡黃之卵色，在普通溫度中常保有柔軟之狀態，油亦不濃厚，易於切開，且有一種香味，適口入口中覺輕軟，而不膩，并易溶解，水及鹽分甚少。

人造牛油因有着色，故黃色中略帶赤色。溫暖之時，油濃質軟。寒冷之時，則固結如蠟，無牛酪特有之芳香，味亦不美且有不快之臭氣。入口中後，不卽溶解，時有硬塊附着齒牙，水及鹽分甚多。

（8）飲料水之注意

以試藥試驗飲料水之良否時，必須準備有一定之器械及藥物，並須有相當之學識與經驗，普通人頗不易行。茲列左記諸項，如有可疑之點，仍請專門家試驗爲妥。

（a）清濁　無色透明而清澄者爲佳，若有混濁則不可作飲用。

（b）沈澱物之有無　如上所述，清澄之水，如久置之器底發見有沈澱物者，亦不可爲飲用。

（c）臭氣之有無　純良之水，完全無臭，若少有臭味者，卽不足供作飲料水。欲察覺其臭氣者，可將冷水煮溫，則其臭味較冷者更易辨識矣。

（d）味　佳良之飲料水無味，而有一種清涼爽快者，其作土臭或作礦味者，均不宜飲用。

（e）硬度　所謂硬度者，卽視水中所含之石灰及苦土鹽類分量之多少而定。德國規定，水百萬分中含一分者爲一硬度，達二十度以上之水，卽不可供作飲用。測量此硬度，甚爲煩瑣，通常多以肥皂滌之水中，其易起泡之水，卽軟水，可供飲用，其不易起泡之水，卽硬水，不可供作飲用。

（f）夾雜物之有無　低地之水，或隣近厠所之井水，往往含有亞母尼亞、硝酸、亞硝酸、硫化水素等有機物，多危險，不可用。

水中時常含有原蟲、病原菌及其他之有害物，故生水不可飲。

第十一章　關於食養之注意

（1）食物消化之條件　食物榮養價之決定，當由成分及消化二點決定，前已述之。各種成分之分析表，已散見各章，今將食品停滯胃內時間列表如左：

第一表

品名	分量	停滯胃內之時間
燒牛肉	二五〇克	四——五小時以內

牛腦	同上	三—四小時以內
燻鴨肉	二八〇克	四—五小時
生卵	一〇〇克	一—二小時
生牡蠣	七二克	二—三小時
煑沸牛乳	三〇〇—五〇〇克	二—三小時
米飯	一五〇克	三—四小時
白麵包	一五〇克	三—四小時
煑馬鈴薯	同上	二—三小時
煑胡蘿蔔	同上	三—四小時
生蘿蔔	同上	三—四小時
豌豆	二〇〇克	四—五小時
林檎	一五〇克	三—四小時

櫻實	同上	二——三小時

第二表（依湯川原澤氏）

品名	分量均百克　停滯胃內之時間
燻牛肉	三時四十五分
燻鷄肉	四時
燻豚肉	四時四十五分
煮鯛	三時
鰻魚	四時四十五分
生牡蠣（用醋浸者）	一時十五分
鮑魚	三時十五分
熟蘿蔔	二時
燻山芋	三時

熟馬鈴薯	二時半
藕	二時十五分
葱	二時半
海藻	一時四十五分
熟菠薐草	二時
煑筍	三時十五分
熟松蕈	三時
熟南瓜	二時四十五分
草果	一時四十五分
葡萄	一時四十五分
熟新豌豆	三時
炒花生	三時三十分

食物	時間
蕎麥	二時三十分
煑麵	二時四十五分
生豆腐	二時十五分
糯米餅	三時十五分
牛乳餅	三時
飴糖	二時三十分
白麵包	二時四十五分
米飯	二時十五分
麥飯	二時
粥	二時
黃酒	二時
白酒	二時四十五分

赤葡萄酒	二時十五分
麥酒	一時四十五分
茶	一時半
珈琲	一時半
牛乳	一時半
牛肉汁	二時
水	一時半

以上係以普通人爲標準，如特別胃強或胃弱者，則時間稍不同；且以上所述之結果，單就一種食品而言。然吾人日常混食各種物品，實際之時間，較長或較知亦未可知。蓋胃管因食物之刺激而開始運動，胃內單一食品之刺激與數種混合物之刺激不同，故其去胃時間亦異。例如某種食物刺激性頗弱，在胃內非五時間不能排去，若刺激性強大之物品混在胃內，三四時間卽入腸中是也。是以食物停胃時間，因刺激不同，亦不能無變化也。香辛之類，適度用之，可以增進食欲者，蓋胃受刺激，

運動旺盛故也。

又同一食物，依烹調之方法，咀嚼之良否，及食後全身狀態之如何，而停胃之時間不同。例如憂愁之人食物不易消化，又食後不久即用腦力、運動、或睡眠者，則停胃時間必更長。

（2）攝食之時間　吾人普通一餐之食量，大概五時間後可以全部入於腸內，故三餐之間隔，至少須在五時間以上，例如朝餐在午前七時，中餐在午後十二時半或一時，晚餐在六時半或七時，蓋胃消化後必稍與休息，以爲次回勞動之預備；又胃之運動爲機械的動作，朝晨因夜間之休養，動作最強，日中稍弱，至晚更弱，故最合理的時刻，即朝食七時，晝食十二時半，晚食六時半是也。但朝食用稀粥者，中飯宜稍早，一般人大約由自己之飢飽爲飲食之標準，飢而不及定時即進食者有之，此種辦法，是極不合於衞生，非節制不可。何則？吾人飢飽之感，不能全信，有覺腹中饑餓，而試驗之，則胃中尙有餘物甚多者；有自己不覺飢餓，而腹中實已空虛者，故飢餓之感，不足爲十分標準也。吾人攝食時間有一定規則，則可以保持胃腸之健康。

（3）一日之食量　吾人一日所要食量，依體質、年齡及勞動程度不同，故不能概言之。據

Voigt 氏所定之標準如次：

體重七十廷約百十餘斤之強健男子，一日勞動十時者二十四時間，須有左列之榮養量。

蛋白　一一八·〇克（三兩餘）

脂肪　五六·〇克（一兩半）

碳水化物　五〇〇·〇克（十三兩餘）

其所生之熱量，爲二八一〇卡路里。

右所定標準，不可拘泥，不過知其大略而已。

（４）食時之注意　第一當注意者，爲十分咀嚼，第二忌速食，第三要精神安靜，專心用膳，方食作事，及閱書報者，最有害，宜避之；且精神不安，則胃液分泌不良，食物不能消化，例如極喜極怒時，往往食慾不進。

（５）食後之注意　食後亦宜使精神安靜，使食物易於消化，食後卽用腦，殊不宜也。

食後卽運動，最有妨於胃，若運動時間適宜，則反足以促胃之消化，甫食而運動者，五時內可消化之物，須遲至六時間。若食後三時間行運動者，應消化五時間之食物只須四時半足矣。中小學校學生多胃病者，多因速食與食後卽運動所致也但食後少散步於閑靜之所，極爲有益胃腸薄弱之人，務必勵行之。

食後卽睡眠者，殊屬不宜，蓋睡眠除心肺二臟外，其他機關皆隨之休息。故食後卽睡者，胃雖未畢其消化作用，而必隨其他機關而休息，妨害食物之消化，致食物久滯胃中，起醱酵矣。然食後假眠卽起者，可以休息身心，並無弊害，夜臥至少須在晚食三時間以後，晚食在七時者，十時或十時半就寢可也。

食後卽入浴，亦屬不宜，蓋入浴亦一種運動也。故食後非經三時以上不可就浴，恐妨胃液之分泌也，然食前三十分入浴者無害，因此可以增進新陳代謝，促助胃腸消化，故浴後每感飢餓。

又食後少吸烟可促消化液之分泌，然吸烟過度則起中毒，爲害殊大。

書名：食物常識
系列：心一堂•飲食文化經典文庫
原著：【民國】上官悟塵
主編•責任編輯：陳劍聰

出版：心一堂有限公司
地址/門市：香港九龍尖沙咀東麼地道六十三號好時中心LG六十一室
電話號碼：+852-6715-0840　+852-3466-1112
網址：www.sunyata.cc　publish.sunyata.cc
電郵：sunyatabook@gmail.com
心一堂 讀者論壇：　http://bbs.sunyata.cc
網上書店：　http://book.sunyata.cc

香港及海外發行：香港聯合書刊物流有限公司
地址：香港新界大埔汀麗路三十六號中華商務印刷大廈三樓
電話號碼：+852-2150-2100
傳真號碼：+852-2407-3062
電郵：info@suplogistics.com.hk

台灣發行：秀威資訊科技股份有限公司
地址：台灣台北市內湖區瑞光路七十六巷六十五號一樓
電話號碼：+886-2-2796-3638
傳真號碼：+886-2-2796-1377
網絡書店：www.bodbooks.com.tw
台灣讀者服務中心：國家書店
地址：台灣台北市中山區松江路二〇九號一樓
電話號碼：+886-2-2518-0207
傳真號碼：+886-2-2518-0778
網絡網址：http://www.govbooks.com.tw/

中國大陸發行•零售：心一堂
深圳地址：中國深圳羅湖立新路六號東門博雅負一層零零八號
電話號碼：+86-755-8222-4934
北京流通處：中國北京東城區雍和宮大街四十號
心一店淘寶網：http://sunyatacc.taobao.com/

版次：二零一五年四月初版，平裝

	港幣	六十八元正
定價：	人民幣	六十八元正
	新台幣	二百六十元正

國際書號 ISBN 978-988-8316-11-3